Hoge bloeddruk:

40 super voedsel dat zal natuurlijk lager uw bloeddruk

Auteur

Arnold Yates

Sommario

Introductie

Bloeddruk verwijst naar de kracht uitgeoefend op de arteriële muren, wanneer het hart bloed pompt. De grote hoeveelheid kracht op de wanden van de slagaders over een langere periode van tijd is hoge bloeddruk genoemd.

Hoge bloeddruk of hypertensie is een van de meest voorkomende gezondheidsproblemen die zijn gekoppeld aan levensstijl keuzes. Het probleem komt vaker voor bij oudere volwassenen dan in de jongere generaties.

Recente ramingen door de American Heart Association (AHA) blijkt dat 65 miljoen Amerikaanse volwassenen die naar ongeveer 1 in 3 personen vertalen hoge bloeddruk hebben. De voorwaarde is vaker en ernstiger in Afro-

Hoge bloeddruk

Amerikaanse bevolking ten opzichte van de Kaukasische bevolking.

Hoge bloeddruk is ook overwegend in andere delen van de wereld en geschat wordt dat het doodt één miljard mensen wereldwijd. De prevalentie van hoge bloeddruk stijgt geleidelijk met de moderne levensstijl die gekenmerkt door het slechte eten en sedentaire levensstijlen.

Normale bloeddruk wordt aangeduid als 120/80 mmHg. Het hogere aantal (120) verwijst naar de systolische bloeddruk wanneer het hart krachtig bloed door de slagaders pompt. De onderste figuur geeft een lezing van de diastolische druk de druk is wanneer het hart laat tussen beats rusten.

Als de bloeddruk lezing consequent iets hoger dan 120/80 mmHg is, is de voorwaarde hierna prehypertension waarin mensen met een hoog risico op het krijgen van hoge bloeddruk. Er moeten maatregelen worden genomen om te voorkomen dat hoge bloeddruk ontwikkelt zich tot de volledig geblazen voorwaarde.

Hoge bloeddruk wordt gediagnosticeerd uit een lezing hoger dan 140/90 mmHg en wordt vaak aangeduid als de stille moordenaar, en met goede reden. Het zal meestal onopgemerkt blijven en het hoeft niet openlijk herkenbare symptomen. Medische professionals classificeren hoge bloeddruk in twee fasen: fase I hoge bloeddruk van lezingen van 140-159/90-99 en fase II hoge bloeddruk van lezingen 160/100 of hoger. Hoge bloeddruk is gekoppeld aan andere ernstige gezondheidsproblemen aandoeningen zoals beroerte, coronaire hartziekten, nierfalen, hartaanval, gezondheidsproblemen en andere risico's.

Het is belangrijk voor mensen met hoge bloeddruk te begrijpen de voorwaarde en de manieren waarmee ze kunnen effectief beheren de voorwaarde en ook te voorkomen dat de voorwaarde waar nodig. De informatie is ook nuttig voor zorgverleners en mensen die met de patiënten met hoge bloeddruk leven.

Hoofdstuk 1:

Welke oorzaken hoge bloeddruk

De precieze oorzaken van hoge bloeddruk zijn niet bekend, maar een aantal factoren zijn geïdentificeerd in de ontwikkeling van de aandoening.

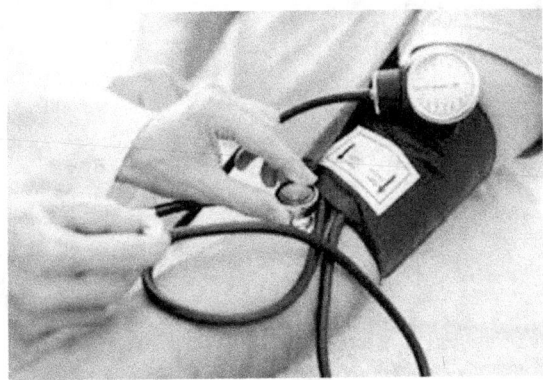

Fig: Houdend van bloeddruk lezingen

Hoge bloeddruk

Er zijn twee soorten hoge bloeddruk afhankelijk van de oorzaak.

I. primaire/essentiële hypertensie – de hoge bloeddruk waaraan nog geen een identificeerbare oorzaak. Het kan echter worden gekoppeld aan een aantal risicofactoren en door de jaren heen geleidelijk zal ontwikkelen.

II. Secundaire hypertensie – het is de hoge bloeddruk veroorzaakt door een onderliggende gezondheid. Secundaire hypertensie verschijnt vaak plotseling en is gekoppeld aan hogere bloeddruk lezingen ten opzichte van essentiële hypertensie. De meest voorkomende voorwaarden in verband met secundaire hoge bloeddruk zijn aangeboren afwijkingen van de bloedvaten, obstructieve slaap apneu, schildklierproblemen, nierproblemen en bijnier problemen.

We hebben een blik bij de gemeenschappelijke oorzaken van hoge bloeddruk.

Hoge bloeddruk

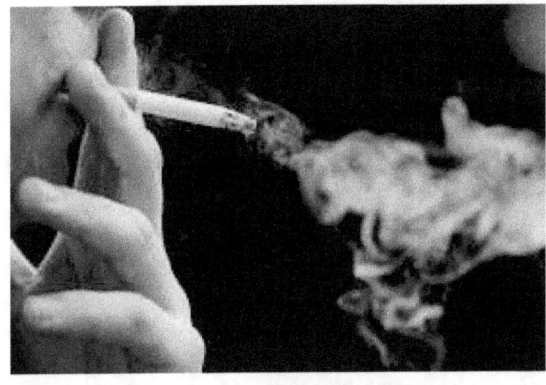

a) Roken – het gebruik van tabak door roken of kauwen is bekend dat het veroorzaken van een tijdelijke stijging van de bloeddruk niveaus. Nicotine naast andere chemische stoffen in tabak zal op de lange termijn vernietigen arteriële muren maken van de slagaders te beperken. Het resulterende effect is dat bloeddruk de neiging te stijgen. Soortgelijke effecten worden ook veroorzaakt door tweedehands rook.

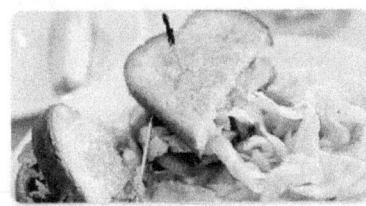

Een dieet rijk aan natrium en lage In voedingswaarde zet u Hoger risico voor HBP.

b) dieet-meerderheid van de fast-food restaurants, evenals gebakken voedsel voeren een dubbele bedreiging obesitas als gevolg van hoge calorie inhoud te veroorzaken en de bedreiging van de uitvoering van teveel zout, aangezien de meeste ingrediënten zijn bewerkte voedingsmiddelen.

Deze twee bedreigingen hebben een diepgaand effect op bloeddruk niveaus.

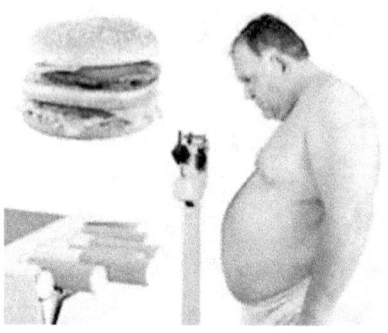

c) wezen overgewicht of obesitas verhoogt het risico van het ontwikkelen van hoge bloeddruk. Een index van de lichaamsmassa (BMI) tussen de 25 en 30 wordt beschouwd als overgewicht. Een index van de lichaamsmassa meer dan 30 wordt beschouwd als zwaarlijvig. Ongeveer tweederde van de Amerikaanse volwassenen zijn overgewicht of obesitas. Over een in drie Amerikaanse kinderen zijn leeftijden 2 tot en met 19 overgewicht of obesitas. Overgewicht verhoogt de druk op het hart, cholesterol en triglyceriden bloedspiegels verhoogt en verlaagt het HDL (goede) cholesterolniveaus. Ook kan het maken met diabetes meer kans om te ontwikkelen. Verliezen zo weinig als 10 tot 20 pond kan helpen lager uw bloeddruk en uw risico op hart-en vaatziekten. Succesvol en healthfully om gewicht te verliezen- en houden het uit — de meeste mensen wilt aftrekken van ongeveer 500 calorieën per dag van hun dieet te verliezen ongeveer 1 pond per week.

d) gebrek aan lichaamsbeweging verhoogt het risico van obesitas en hoge bloeddruk. Mensen die niet fysiek actief de neiging te hebben hogere tarieven van het hart. Vandaag, dagelijkse routines worden gekenmerkt door uren achter een bureau met behulp van computers en surfen op het internet, TV-shows kijken, en talloze arbeidsbesparende apparaten gebruiken die in feite betekent dat je gemakkelijk tot inactiviteit vervallen kunt. Maar overname van uw conditie door het boeiende in oefening kan een van de beste manieren om hoge bloeddruk te voorkomen.

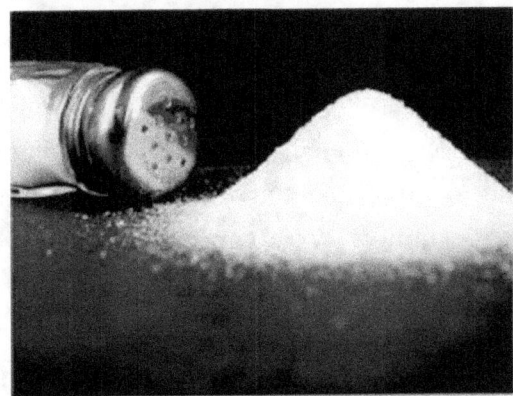

e) teveel zout wordt geassocieerd met de hoge incidentie van essentiële hypertensie. Zout maakt je lichaam vasthouden aan water. De extra water opgeslagen in je lichaam verhoogt uw bloeddruk. Hypertensieve mensen zijn gevoelig voor grote hoeveelheden zout dat verhoogt de bloeddruk als gevolg van de vochtretentie.

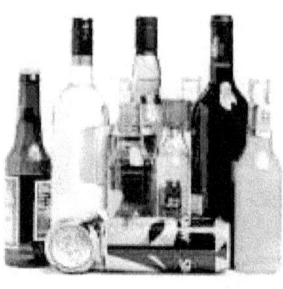

f) teveel alcoholgebruik schadelijk is voor het hart. Het mag niet meer dan twee drankjes per dag voor mannen en meer dan één drink per dag voor vrouwen. Herhaalde binge drinken kan leiden tot langdurige stijging van de bloeddruk. Alcohol ook veel calorieën bevat en kan bijdragen tot ongewenste gewichtstoename, een risicofactor voor hoge bloeddruk.

g) hoge stress niveaus leiden tot tijdelijke stijging van de bloeddruk en problemen in mensen die al hoge bloeddruk kunnen verergeren. In stressvolle situaties produceert het lichaam hormonen die tijdelijk uw bloeddruk verhogen door waardoor je hart sneller slaan en uw bloedvaten te beperken.

h) geslacht is een andere oorzaak van hoge bloeddruk. Meer volwassen mannen vergeleken met vrouwen hebben hoge bloeddruk. Jongere vrouwen tussen de leeftijden van 18 tot 59 jaar zijn echter waarschijnlijker vergeleken met mensen van dezelfde leeftijd zich bewust zijn van en zoeken naar behandeling van de bloeddruk. Vrouwen ouder dan 60 jaar hebben de dezelfde kans als mannen van zich bewust zijn van en het zoeken naar behandeling voor hoge bloeddruk. Het enige verschil is dat de controle van de bloeddruk lager bij vrouwen meer dan 60 jaar is dan in mannen van dezelfde leeftijdsgroep.

i) genetische factoren – waarschijnlijk spelen genetische factoren een rol bij hoge bloeddruk, hart-en vaatziekten en andere verwante aandoeningen. Talrijke genen zijn geïdentificeerd, die hoge bloeddruk veroorzaken vooral degenen die het renine-angiotensine systeem veranderen. Echter, het is ook waarschijnlijk dat mensen met een familiale voorgeschiedenis van hoge bloeddruk delen gemeenschappelijke omgevingen en andere potentiële factoren die hun risico verhogen.

Het risico op hoge bloeddruk kan verhogen zelfs meer wanneer erfelijkheid combineert met ongezonde levensstijl keuzes, zoals sigaretten roken en het eten van een ongezond dieet.

j) familiegeschiedenis van hoge bloeddruk – bent u waarschijnlijk te krijgen hoge bloeddruk als andere leden van uw familie, of hebben gehad, hoge bloeddruk.

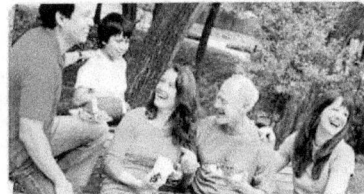

Oogkleur is niet uw enige Erfelijke eigenschap. U kan Ook zijn aan hetzelfde risico voor HB-PATHIE

Familieleden hebben veel gemeen. Zij delen genen, gedrag, levensstijlen en omgevingen die invloed op hun gezondheid en hun risico voor hoge bloeddruk hebben kunnen. Hoge bloeddruk kan draaien in een familie, en uw risico voor hoge bloeddruk kan verhogen op basis van uw leeftijd en uw RAS of etniciteit.

k) menopauze – bloeddruk verhoogt in het algemeen na de menopauze. Het begin van de menopauze wordt geassocieerd met hormonale veranderingen die de neiging om te veroorzaken of worden geassocieerd met hoge bloeddruk. Menopauze-gerelateerde hormonale veranderingen bij vrouwen kunnen leiden tot gewichtstoename en maak uw bloeddruk reactiever te zout in uw dieet. Enkele van de voorkomende soorten hormoontherapie gebruikt voor menopauze kan bovendien bijdragen aan stijging van de bloeddruk niveaus.

l) Gebrek aan of te weinig vitamine D in je dieet kan invloed hebben op een enzym geproduceerd door uw nieren die regelen van de bloeddruk leidt tot hoge bloeddruk. Kalium is van invloed op het saldo van de vloeistoffen in het lichaam.

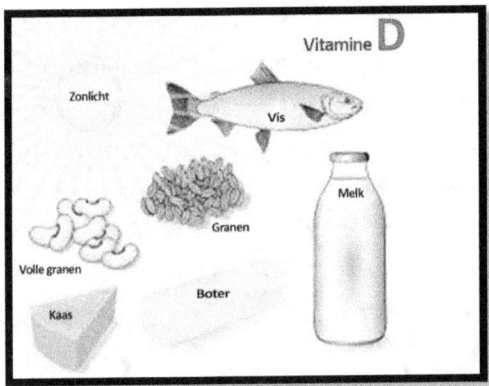

Fig: Bron van vitamine D

Onvoldoende kalium-inname in dieet kan leiden tot de opeenstapeling van teveel natrium in de cellen leidt tot behoud van vloeistof en het veroorzaken van hoge bloeddruk. Te veel kalium kan schadelijk vooral bij mensen met aandoeningen van de nieren zijn. Chronische nierziekte leidt tot verhoogde bloeddruk. Mensen met nierziekten zijn veel meer kans om te ontwikkelen van hoge bloeddruk, hart- en vaatziekten, of een beroerte.

m) bijnier en de schildklier aandoeningen worden erkend als oorzaken van secundaire hoge bloeddruk. Mensen met hypothyreoïdie hebben tweemaal het grotere risico van het ontwikkelen van hypertensie in vergelijking met normale mensen. Lage hoeveelheid schildklierhormoon kunnen vertragen hartslag aangaat pompende kracht en bloedvat muur flexibiliteit. Beide zal leiden tot een stijging van de bloeddruk niveaus.

n) slaap apnea is een aandoening van de slaap die is gekoppeld aan hoge bloeddruk. Slaap Apneu wordt gekenmerkt door de staking van de ademhaling als gevolg van blok airways.

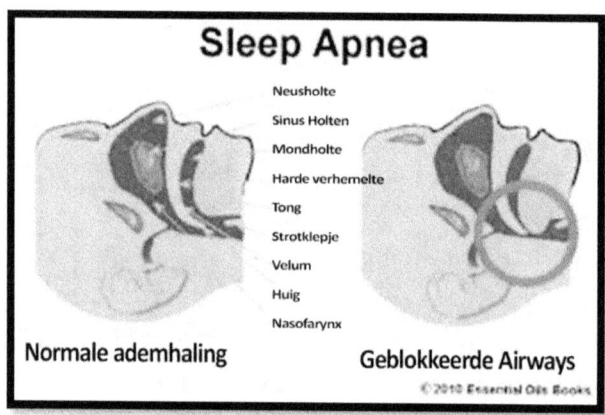

Fig: Slaap apneu, slaap voorwaarde veroorzaakt hoge bloeddruk

Deze Apneu-afleveringen produceren toename van systolische en diastolische druk die houden van gemiddelde bloeddruk niveaus verhoogde 's nachts. Hypertensie kan ook worden veroorzaakt door overmatige activiteit van de sympathische zenuwstelsel en wijzigingen in de vasculaire functie en structuur veroorzaakt door oxidant stress en ontsteking.

o) race – hoge bloeddruk komt vaker voor onder de zwarte bevolking vaak op jongere leeftijd dan zij in blanken doet te ontwikkelen. Ernstige complicaties, zoals hartinfarct, beroerte en nierfalen komen ook vaker voor bij de zwarten. Andere mensen groter risico van hoge bloeddruk zijn mensen uit Zuid-Azië.

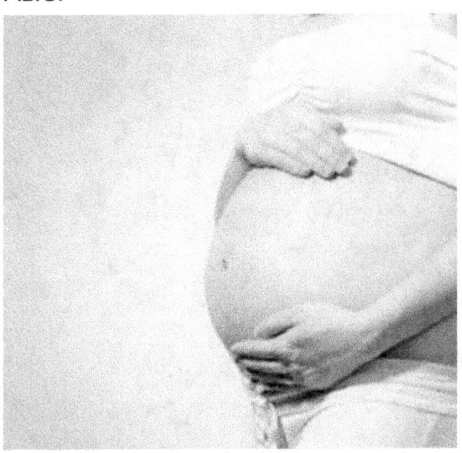

Fig: Zwangerschap is gekoppeld aan hoge bloed druk

p) zwangere vrouwen zijn met een hoog risico van hoge bloeddruk veroorzaakt door factoren zoals fysieke inactiviteit, slechte levensstijl keuzes bijvoorbeeld roken, maternale leeftijd, die meer dan één baby, overgewicht, eerste keer zwangerschappen en een voorgeschiedenis van hoge bloeddruk.

q) vrouwen die nemen van geboortebeperking pillen zijn met een hoog risico van hoge bloeddruk. Geboortenbeperkingspillen en de hormonale anticonceptie apparaten bevatten hormonen die je bloeddruk op verschillende manieren verhogen kunnen zoals vernauwing van de kleinere bloedvaten. De meerderheid van alle deze geboortebeperking pillen, patches en vaginale ringen komen met de waarschuwing dat hoge bloeddruk een bijwerking kan zijn.

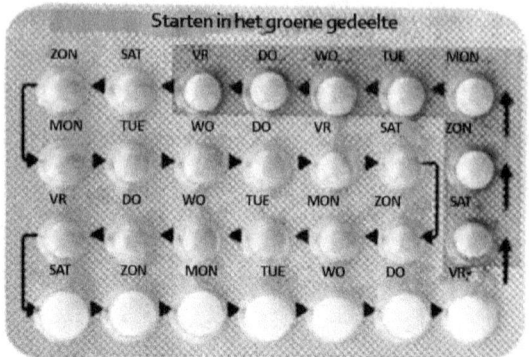

Fig: Birth control pills

Het is belangrijk dat vrouwen om hun gezondheid beoefenaars spreken bij de beslissing om te nemen van hormonale contraceptiva en regelmatige controles om te screenen op ernstige gezondheidsproblemen.

r) oudere leeftijd - toeneemt het risico van hoge bloeddruk naarmate mensen ouder worden. Omdat ouderen langer leven, kunnen zij één of meerdere chronische ziekten lijden. Ze hebben mogelijk ook een gezondheidsprobleem kan leiden tot een andere voorwaarde of een ander letsel als ze niet goed beheerd.

Hoge bloeddruk

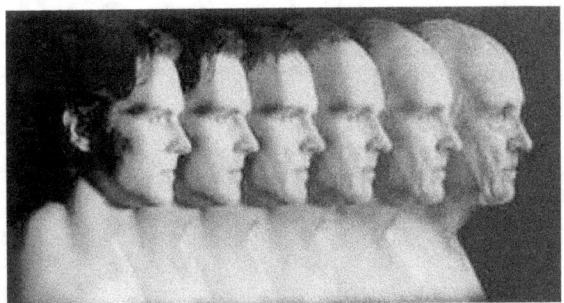

Vanaf ongeveer 45 jaar komt hoge bloeddruk vaker voor bij mannen overwegende dat het risico van hoge bloeddruk bij vrouwen dreigt toe te nemen na de leeftijd van 65 jaar. Het hoogste risico van hoge bloeddruk is in de oudere mensen die lijden aan obesitas, diabetes en chronische nierziekten

s) medicijnen – er zijn een aantal medicijnen die leiden tot een stijging van bloeddruk niveaus. Sommige van deze drugs zijn recreatieve drugs zoals cocaïne en amfetamine, de anticonceptiepil, steroïde medicatie, sommige over-the-counter hoest en koude remedies, niet-steroïdale anti-inflammatoire geneesmiddelen (NSAID's) zoals ibuprofen en naproxen, kruidenremedies die zoethout en selectieve serotonine-noradrenaline reuptake inhibitor (SSNRI) antidepressiva bevatten bijvoorbeeld venlafaxine.

Deze medicijnen kunnen veranderen de manier waarop die je lichaam vocht en zout saldi bepaalt, anderen kunnen bloedvaten naar samentrekken of nog anderen mogelijk van invloed op de werking van het renine-angiotensine-aldosteron systeem leidt tot hoge bloeddruk.

Deze geneesmiddelen moeten worden vermeden of gebruikt onder leiding van uw arts na een evaluatie van uw gezondheidstoestand.

Hoofdstuk twee:

Hoe te voorkomen dat hoge bloeddruk

Het voorkomen van hoge bloeddruk begint met een aantal activiteiten of interventies die omringen levensstijl keuzes en handhaven van gezonde lichaamsgewicht.

De combinatie van de volgende stappen zal zetten u het pad voor een goede gezondheid, die vrij is van hoge bloeddruk.

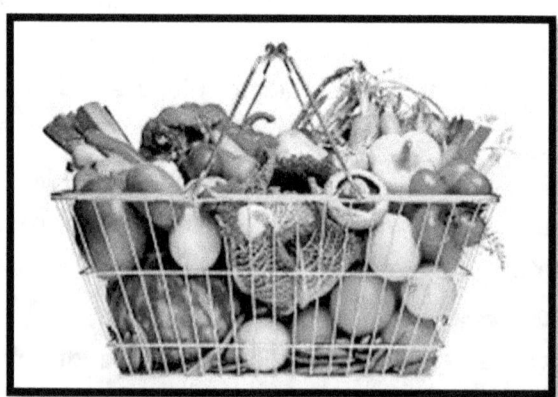

Fig: Gezonde voeding keuzes

Volg een gezond het eten plan die wordt gekenmerkt door een dieet van groene groenten, vers fruit, volle granen, peulvruchten, vis rijk aan omega-3 vetten, en laag-vet zuivelproducten. Voedsel moet worden vermeden omvat rood vlees, suikerhoudende voedingsmiddelen en dranken en kokosolie.

- Beperk de inname van zout (natrium) laag maar gezond niveau te houden van het lichaam in een gezonde staat. Het betekent dat je kiezen en bereiden van voedingsmiddelen die lager liggen in zoutgehalte of zonder toegevoegd zout. U kunt ook het beperken van het gebruik van de zout shaker bij de dinerlijst.

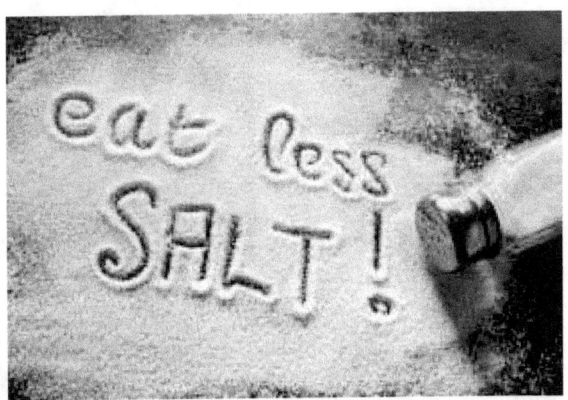

Fig: Mindere hoeveelheid zout eten zal voorkomen hoge bloeddruk

Globaal, het verbruik van natrium mag niet meer dan 2300 mg per dag.

De dietary approaches to stop hypertensie (DASH) plannen zijn ontworpen voor hoge bloeddruk patiënten. De DASH eten plan benadrukt dat mensen consumeren hele granen, fruit en groenten die allemaal laag in cholesterol, vet en zout. Zij beklemtoont ook het belang van een actieve levensstijl.

- Managing stress wel ontspannen en het creëren van de mogelijkheid om te gaan met problemen garandeert zowel fysieke en emotionele gezondheid.

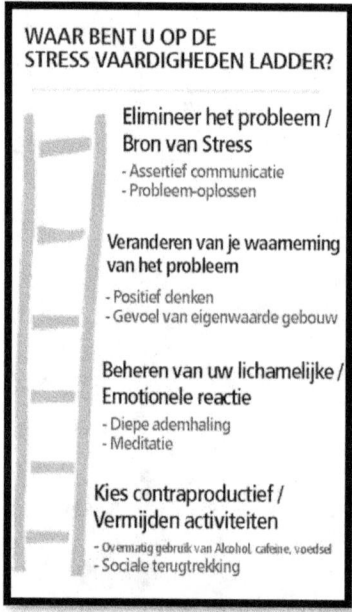

Fig: Manieren van omgaan met stress

Methoden van vermindering van stress kunnen omvatten lichaamsbeweging, ontspannen, luisteren naar muziek, het beoefenen van yoga en meditatie.

- Wordt en de resterende hoeveelheid fysiek actief vermindert het risico van hoge bloeddruk en andere gezondheidsproblemen.

Hoge bloeddruk

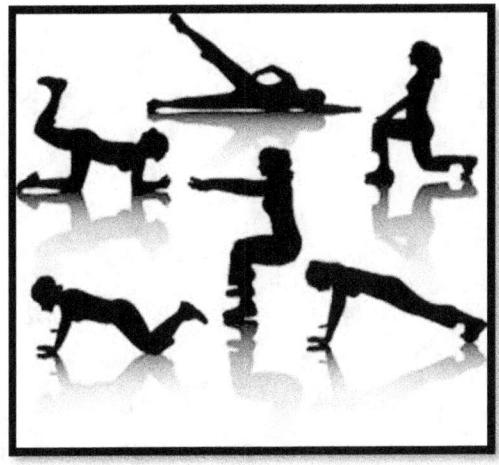

Fig: Lichaamsbeweging helpt handhaven van de gezondheid van het hart

Raadpleeg uw arts over de vraag of het veilig is voor u om deel te nemen in verschillende soorten van fysieke activiteiten. De drempel is voor mensen om deel te nemen in de gematigde intensiteit aërobe oefeningen voor ten minste 2 uur en 30 minuten per week, of krachtige intensiteit aërobe oefeningen voor ten minste 1 uur en 15 minuten per week.

- Behoud van gezond lichaamsgewicht is belangrijk voor de bestrijding van hoge bloeddruk en voor de vermindering van het risico van hart-en vaatziekten.

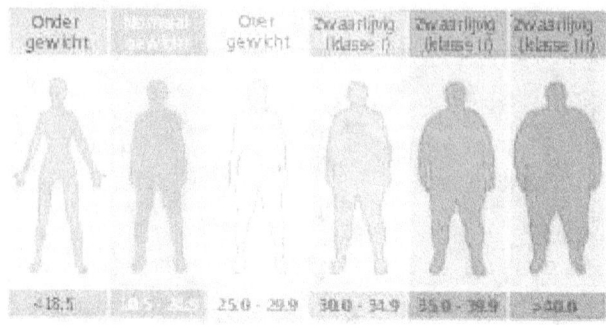

Fig: Handhaving van een gezonde BMI blijft hoge bloeddruk bij bay

Mensen die overgewicht of obesitas moet proberen te afvallen om op belangrijke factoren zoals bloeddruk lezingen, lagere LDL cholesterol en HDL cholesterol verhogen te verbeteren.

De beste indicator van overgewicht of obesitas is de body mass index (BMI) die maatregelen van gewicht ten opzichte van hoogte. Het gezonde bereik is een BMI van tussen 18,5 en 24,9 en iets groter dan 25 overgewicht of obesitas is.

- Alcoholinname moet beperkt blijven tot de aanbevolen niveaus per dag. Overmatige consumptie van alcohol verhoogt triglyceridenspiegels, een type van vet aangetroffen in bloed, en zal ook bloeddruk verhogen.

Hoge bloeddruk

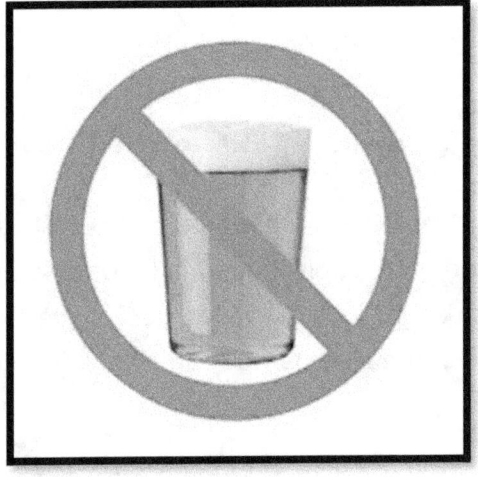

Fig: Reguleren de inname van alcohol

Alcohol bevat ook buitensporige hoeveelheden calorieën die leiden tot gewichtstoename en predisposes mensen met hoge bloeddruk.

De drempel is mannen moet niet meer dan twee drankjes die alcohol per dag overwegende dat vrouwen moeten niet meer dan één drankje met alcohol per dag. Een drankje vertegenwoordigt 12 ounces van bier of wijn 5 ounces.

Hoofdstuk 3

Low Natrium koken Tips

Met de American Diabetes Association die aangeeft dat de gemiddelde persoon een equivalent van 3400 mg natrium per dag tegen een aanbevolen 2300 mg per dag verbruikt, is het belangrijk dat mensen op het verbruik van natrium bezuinigen.

Low Natrium consumptie kan worden bereikt door het verlagen van de hoeveelheid natrium in het dieet. Low natrium diëten zijn bijzonder belangrijk voor mensen met hoge bloeddruk en andere hart-en vaatziekten. Door het verminderen van de hoeveelheid natrium in hun dieet, zal de hypertensieve patiënten effectief verminderen hun risico op beroerte of hartinfarct.

De grootste bron van natrium in het dieet is de bewerkte voedingsmiddelen, alsmede voedsel bereid in restaurants en andere eetgelegenheden. Een grote brok van voedingsmiddelen bevatten veel verborgen bronnen van calcium waardoor het moeilijk voor mensen om gezonde keuzes te maken. De volgende tips zal nuttig zijn bij de poging om te bezuinigen op de hoeveelheid natrium in voedsel.

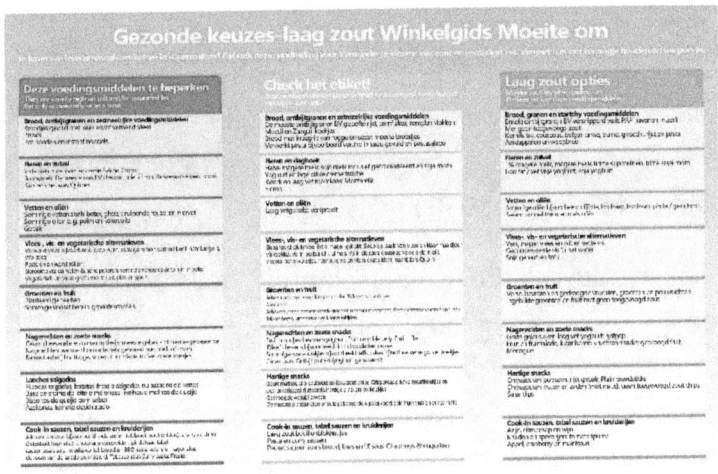

Fig: Laag zout gids voor het koken van ingrediënten

Gebruik vers voedsel in plaats van de verwerkte levensmiddelen. Vers voedsel, zoals gedroogde bonen, ongezouten noten en zaden, groenten en fruit moet u opnemen in uw dieet te vervangen door het gebruik van verwerkte voedingsmiddelen.

Andere voedingsmiddelen die kunnen worden opgenomen in hun dieet zijn volle granen zoals bruine rijst, haver, wilde rijst, bulgur, quinoa en volkoren gerst die niet zijn voorbereid met zout.

Deze pogingen zal zeker helpen om natrium inname te verminderen en de algehele nutriënten kwaliteit van bereide maaltijden te verhogen. Het restaurant maaltijden en bewerkte levensmiddelen moeten geleidelijk worden geëlimineerd uit het dieet.

Cook meer thuis om ervoor te zorgen dat u een gezonde maaltijd bereiden. Eten is de grootste oorzaak van natrium met laden als pack van een cheeseburger, een kleine portie frietjes, beetje als de standaard weg te nemen en het dieet soda laden tot 950 mg natrium.

Door koken thuis, hebt u meer controle over wat u zal worden als een maaltijd bereiden en eten. Het begint met de bijkeuken, de koelkast en de vriezer is gevuld met lagere-natrium opties die steun om maaltijden te bereiden en ook snel om maaltijden te bereiden wanneer de tijd is beperkt te houden.

Zorg ervoor dat u weet dat de voedingsmiddelen die het hoogste natriumgehalte te bevatten. Het zal u helpen om te zorgen dat zij volledig worden vermeden of ze zijn beperkt in hun gebruik om maaltijden te bereiden.

De voedingsmiddelen te vermijden zijn conserven, rijst mixen, specerijen, zoute snacks zoals pretzels, gepekelde voedingsmiddelen, pasta, bevroren/tevoren bereid maaltijden, kaas en vleeswaren die zeer hoge hoeveelheden natrium bevat.

Voor de verpakte levensmiddelen, controleren de labels voor natriumgehalte. Wat zoekt u uit? Controleer het etiket voor de hoeveelheid natrium die op het etiket vermelde. De natrium gratis voedingsmiddelen bevatten minder dan 5mg natrium per portie. Check voor ingrediënten zoals baking soda, bouillonblokjes, Bouillon en specerijen (bijvoorbeeld mosterd, ketchup en barbecue saus), bakpoeder, vlees tenderizers, mononatriumglutamaat (MSG), dressings, natriumbenzoaat, sojasaus en doorgewinterde zouten die allemaal hoog in zout zijn.

Deze voedingsmiddelen moeten in zeer kleine hoeveelheden worden gebruikt als ze moeten worden gebruikt. Overigens, de meeste van deze voedingsmiddelen is laag in voedingsstoffen en dient te worden vermeden.

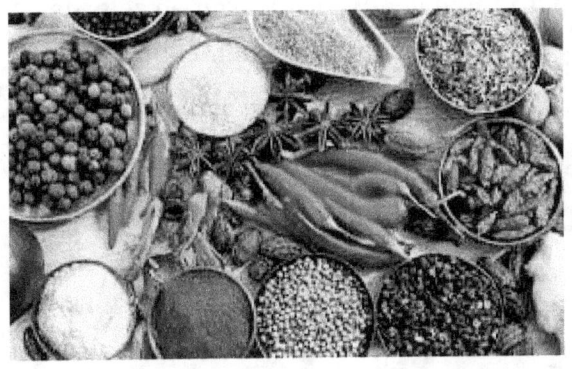

Fig: Alternatieve kruiden die kan worden gebruikt in plaats van zout

Leren aan smaak of seizoen eten met specerijen dan zout. Niet veel mensen weten dat u kunt smaak eten zonder zout. Er zijn eigenlijk veel opties beschikbaar waarmee om de smaak van eten thuis.

U kunt experimenteren met opties zoals basilicum gebruikt op groenten en mager vlees zoals kip en vis, chilipoeder is goed voor stoofschotels, gedroogde tijm die ook goed voor vlees en komijn is. Andere grote kruiden-opties zijn gedroogde en verse rozemarijn, knoflook, kaneel, gedroogde oregano, uien, peterselie, verse munt, gember en gemalen rode peper.

Shun aanwijzingen in recepten op maat maken een gerecht dat is laag in natrium. Daarom, als het recept om een snufje zout vraagt, vervangen door een kruid van keuze.

Verminder de inname van natrium met behulp van kleinere hoeveelheid zout in voedingsmiddelen en zelfs de zout shaker door uit te verwijderen de tafel. Zout draagt bij tot ongeveer tien procent van de totale Natrium inname. Zout is een verworven smaak, die geleidelijk kunnen worden verminderd tot een gezond niveau. Een afname van de hoeveelheid zout gebruikt bij de voorbereiding van een maaltijd met 25 procent zal vaak onopgemerkt.

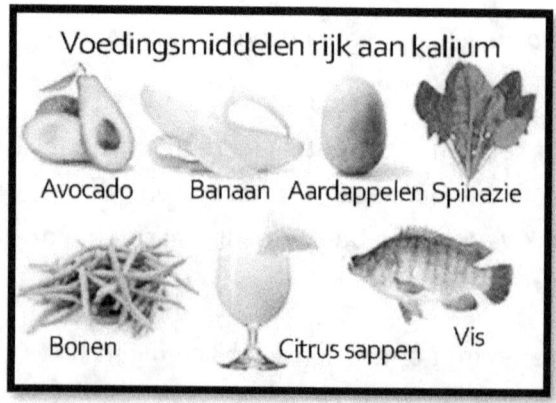

Fig: Voorbeelden van hoge kalium voedingsmiddelen en groenten

Een hoge hoeveelheid groenten en fruit eten omdat ze rijk aan kalium, die helpt zijn om de gevolgen van natrium in predisponerende mensen ter harte problemen dergelijke hoge bloeddruk saai. Het kalium-rijke vruchten en de groenten zijn bananen, gedroogde abrikozen, kidney bonen, meloen, sinaasappelen, aardappelen en tomaten.

Kortom, natrium is een essentiële voedingsstof vereist door het lichaam voor talrijke functies, maar misschien het meest belangrijk is evenwicht water in lichaamscellen. De dagelijkse behoefte van het natrium van 500 milligram moet altijd worden voldaan, maar dagelijkse inname mag nooit meer dan 2300mg.

Teveel natrium is een eenvoudiger probleem op te lossen dan te weinig natrium in het lichaam. Daarom moeten alle pogingen gedaan worden om ervoor te zorgen dat de aanbevolen dagelijkse inname natrium niveau wordt voldaan.

Hoofdstuk 4

Maaltijd planning

Maaltijd planning voor mensen met hoge bloeddruk kan lijken een zware taak. Maar het is zonder twijfel een gezondheid opslaan maatregel die zal verlengen en de kwaliteit van leven te behouden.

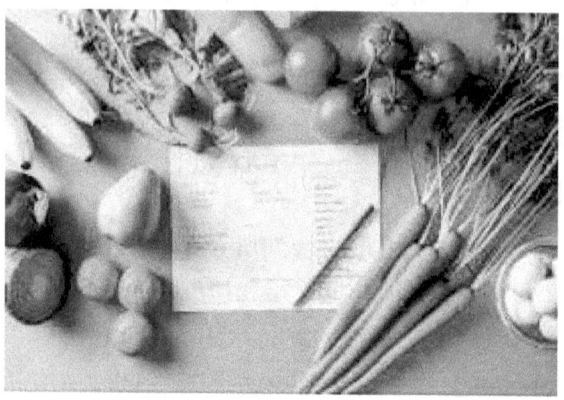

Fig: Minutieus plan uw maaltijden

Een goede strategie te nemen bij de voorbereiding van maaltijden die zowel qua voedingswaarde gezond en laag in natrium niveau is dat van het Model van de plaat. Maken van de plaat kunt u kiezen welke levensmiddelen die u wilt en daarnaast kunt u de Aanbevolen porties.

Het model van de plaat is geschikt voor de hoge bloeddruk patiënten bij hun inspanningen tot lagere inname van natrium en handhaven van gezonde lichaamsgewicht. het wordt gekenmerkt door een grote hoeveelheid niet-zetmeelhoudende groenten die rijk zijn aan voedingsstoffen zoals kalium, die de gevolgen van natrium uit andere typen voedsel zal compenseren. De helft van de plaat zal worden gevuld met niet-zetmeelhoudende groenten zoals wortelen, Groenen en tomaten. Kruiden en specerijen worden toegevoegd voor extra smaak in plaats van zout. Al het voedsel moet bereid zijn met gezond koken methoden, zoals braden, grillen, stomen of sauteren.

Het volgende plan bestaat uit zeven stappen zal u instellen op het pad naar gezonde natriumarm dieet.

i. met het gebruik van de standaard diner plaat, zet u een lijn in het midden van de plaat. Op één verdeel helft van de plaat, het in tweeën om te eindigen met een totaal van drie onderdelen op de plaat.

II. Vul de grootste sector/sectie met niet-zetmeelhoudende groenten kiezen voor verse produkten.

III. In een van de twee kleine gedeelten, granen en zetmeelrijke voedingsmiddelen met natriumarm niveaus.

IV. In de tweede kleine sectie, voeg uw gezonde eiwitten kiezen voor mager vlees zoals kip en vis.

v. een portie fruit aan het plan van de dieetmaaltijd toevoegen.

VI. Kies gezonde vetten in kleine hoeveelheden, zowel voor het koken en in uw salades.

VII. Voltooi de maaltijd een caloriearm drankje zoals water, ongezoete thee of koffie toe te voegen.

Hoge bloeddruk

Bij het plannen van maaltijden, altijd in gedachten houden dat vrijwel elk recept kan gemakkelijk worden gemaakt in een low natrium recept. De eerste plannen stap is om te weten en het elimineren van start bewerkte voedingsmiddelen die extreem hoge natrium gehalte. Deze voedingsmiddelen bevatten hoge niveaus van natrium die wordt gebruikt als conserveermiddel.

- Koop verse groenten en fruit in plaats van het gaan voor de ingeblikte groenten.

- Koop vers vlees, vis en vlees in plaats van de verwerkte of gerookte rassen

- Cook bruine rijst in plaats van instant of smaak of voorbewerkte typen.

- Kook geheel gebakken aardappelen in plaats van instant- of op smaak gebrachte aardappelen.

- Spoelen ingeblikte voedingsmiddelen zoals tonijn te strippen uit de hoge natrium vloeistof waarin ze worden bewaard.

Een andere planning stap is het alternatief voor common zout gebruikt om smaak toevoegen aan voedsel vinden. Vind een goede proeverij zout substituerende die geen natrium bevat of kaliumchloride die een metalen smaak draagt. Verse kruiden gebruiken bijvoorbeeld peterselie, tomaten, munt, rozemarijn aangezien kruiderijen hun smaak verliezen of een krijg een smaak verandering krijgen wanneer ze beginnen te oud. U zal worden op zoek om de maximale natuurlijke smaak van de kruiden gekozen.

Hoofdstuk 5

Ontbijt

Low Natrium ontbijt moet de manier om te beginnen de dag voor patiënten met hoge bloeddruk. Het dieet is ook de beste manier om te beginnen de dag voor volwassenen van middelbare leeftijd, alsmede senioren die toevallig met een hoog risico van hoge bloeddruk en andere hart-en vaatziekten.

Het algemene idee is het beperken van de opneming van verwerkt vlees, boter en gezouten ei-gerechten die een hoog gehalte aan natrium bevatten. Subtiele veranderingen aan de voorbereiding van ontbijt maakt het gezond en met lage hoeveelheid natrium.

Kies zoutarm soorten vlees of maak uw eigen ontbijt vlees. De verwerkte ontbijt vleessoorten zoals worst en spek bevatten zeer hoge hoeveelheden natrium.

Vermijd het brood en graanproducten verkocht de plank, omdat zij natrium bevatten gebaseerd conserveringsmiddelen. In plaats daarvan gebruik zelfgemaakte havermout, alsmede het maken van uw eigen huisgemaakt gebak en gebakken producten zonder zout toe te voegen als een ontbijt-item.

Kies ongezouten boter of gebruik meervoudig onverzadigde of enkelvoudig onverzadigde oliën te bereiden een natriumarm-ontbijt. Gebruik voor zuivelproducten, magere melk en laag vet yoghurt en natriumarm kaas. Eieren moeten bereid zonder toevoeging van zout de voorkeur aan het gebruik van kruiden en specerijen zoals UI en knoflook.

Ten slotte, voeg verse groenten en vers fruit die laag in natrium te ontbijten zijn. Omvatten segmenten van de vruchten en groenten zoals spinazie smoothies, omeletten en pannenkoeken te verrijken uw ontbijt.

Voorbeelden van de goede ontbijt recepten zijn:

Opa Hubbard's Oatmeal

Ingrediënten

- 3/4 kopjes water

- 1/4 kopje bruine suiker

- 2 kopjes gerold haver

- 4 theelepeltjes boter

- 1 snuifje zout

- 4 eetlepels melk

- 1/4 kopje bruine suiker

- 1 kopje niet-zuivelproducten creamer

Routebeschrijving

1. in een middelgrote pan, verwarm water aan de kook. Vermindering van de warmte naar laag; roer in haver en zout. Kook tot haver hebben verdikt, ongeveer 5 minuten.

2. plaats 1 theelepel boter en 1 eetlepel bruine suiker in de bodem van elk vier serveren kommen. Lepel havermout in elke kom en roer tot de boter en suiker zijn gesmolten. Giet 1/4 kopje van creamer en 1 eetlepel melk elke kom. Boven elke serveren met een andere eetlepel bruine suiker. Serveer warm.

Totale tijd die nodig is om voor te bereiden is 30 minuten

Popovers

Ingrediënten

- 2 eetlepels ongezouten boter, gekoeld

- 1 kopje bloem voor alle doeleinden

- 3 eieren

- 1/4 theelepel zout

- 1 eetlepel ongezouten boter, gesmolten

• 1 kopje melk

Routebeschrijving

1. Verwarm de oven op 220 graden C.

2. spray een popover pan met nonstick kokende nevel. Plaats van de pan op het rek centrum van oven en Verwarm gedurende 2 minuten.

3. Meng bloem, zout, eieren, melk en gesmolten boter totdat het ziet als slagroom, ongeveer 1 tot 2 minuten eruit.

4. Snijd gekoeld boter in 6 zelfs stukken. Plaats 1 stuk boter in de pan van elke cup en plaats terug in de oven tot boter is bubbly (ongeveer 1 minuut).

5. Vul elke beker met slagman halfvol en bak 20 minuten. Verlaag hitte tot 325 graden van F (165 graden C) en bak nog eens 15 tot 20 minuten.

Totale tijd die nodig is om voor te bereiden is 2 uur.

Hoofdstuk 6

Lunch en diner

Hetzelfde principe van de verlaging van de concentraties van natrium inname die voor het ontbijt geldt geldt ook voor lunch en diner. De keuzes van de levensmiddelen dient het verwerkte voedsel dat hoge hoeveelheden natrium hebben te omzeilen.

Hier zijn een paar voorbeelden van natriumarm recepten die veel baat van patiënten met hoge bloeddruk hebben zullen.

Hamburger Buddy

Geserveerd met groene salade, kan de hamburger buddy maken van een goede maaltijd voor lunch of avondmaal.

Ingrediënten (6 personen)

- 3 teentjes knoflook, geplet en geschild
- 1 eetlepel gehakte verse peterselie of bieslook voor garnering
- 2 middelgrote wortelen, snij in stukken van 2-inch
- 1 pond 90%-mager rundergehakt
- 10 ounces witte champignons, grote gesneden in de helft
- 1 grote ui, snijd in stukjes van 2-inch
- 8 ounces volkoren elbow noedels, (2 kopjes)
- 2 theelepels gedroogde tijm
- 3/4 theelepel zout
- 2 eetlepels all-purpose bloem
- 1/4 theelepel versgemalen peper
- 1 14-ounce kan verminderd-natrium rundvlees bouillon, verdeeld
- 2 kopjes water
- 2 eetlepels worcestershiresaus
- 1/2 kopje verlaagd vetgehalte zure room

Voorbereiding

Bereidingstijd Total = 1 uur 20 minuten

ik met behulp van een keukenmachine die is uitgerust met een stalen Ondermes bevestiging, fijn gehakt knoflook alvorens toe te voegen wortelen en champignons totdat ze fijngesneden zijn. De uien en de pols worden vervolgens grof gehakt.

II Cook rundvlees in een grote koekepan met rechte vertanding of convection oven op matig-hoog vuur, het breken met een houten lepel. Roer de gehakte groenten, tijm, zout en peper en cook tot de groenten beginnen te verzachten en de paddestoelen hun sappen laat.

III al roerend, water, 1 1/2 kopjes Bouillon, noodles en worcestershiresaus; toevoegen Breng aan de kook. Dekking van de koekenpan; vermindering warmte aan middelgrote en cook, roeren af en toe tot de pasta gaar is. Duurt het 8 tot 10 minuten.

IV bloem met de resterende 1/4 kopje Bouillon klop in een kommetje en voeg deze toe in de hamburger mengsel al roerend. Roer de zure room en sudderen tot de saus is ingedikt. Serveer bestrooid met peterselie.

Kip & spinazie soep met verse Pesto

Het maakt gebruik van een zonder been en zonder vel kippenborst, evenals baby spinazie en blik bonen.

Ingrediënten voor 5 personen

- 1 grote zonder been, skinless kipfilet in kwarten gesneden
- 5 kopjes verlaagd-natrium kippenbouillon

- 2 theelepels plus 1 eetlepel extra vergine olijfolie
- 1/2 kopje wortel of in blokjes gesneden rode paprika
- 1 groot teentje knoflook, gehakt
- 1 15-ounce blikje cannellini bonen of grote noordelijke bonen, gespoeld
- 1 1/2 theelepels gedroogde marjolein
- 6 ounces baby spinazie, grof gehakte
- Vers gemalen peper naar smaak
- 1/4 kopje geraspte Parmezaanse kaas
- 1/3 kopje licht vol verse basilicum blaadjes

Voorbereiding

Bereidingstijd Total = 1 uur

i. warmte 2 theelepels olie in een grote pan of convection oven op matig-hoog vuur. Voeg wortel/paprika en kip; koken terwijl regelmatig roeren en draaien van de kip, tot het begint te bruin.

II. Voeg knoflook tijdens het roeren en koken gedurende 1 minuut. Daarna, beweeg in Bouillon en Marjolein en breng het aan de kook op hoog vuur. Verlaag de hitte en prut voor ongeveer 5 minuten, roer af en toe totdat de kip goed gaar.

III. met behulp van een slotted lepel, verwijdert u de stukken kip en laat ze afkoelen op een schone snijplank. Voeg de spinazie en de bonen aan de pot en breng aan de kook in een zachte. Kook gedurende 5 minuten te mengen in de smaken.

IV. Combineer de resterende 1 eetlepel olie, Parmezaanse kaas en basilicum in een keukenmachine en te verwerken terwijl het toevoegen van een beetje water en schrapen aan de zijkanten zo nodig tot een grof deeg vormen.

v. Snijd de kip in hapklare stukken. Roer de kip en pesto in de pot. Kruid met peper en kook tot warm.

Hoofdstuk 7

Dessert

De volgende recepten maakt goede desserts die zijn zeer geschikt voor hypertensieve patiënten.

Pindakaas & Pretzel truffels

De pindakaas-krakeling truffels zijn gewoon de beste keuze voor het sating van het verlangen naar zoete en zoute smaken.

Ingrediënten voor 20 personen

- 1/2 kopje krokante natuurlijke pindakaas

- 1/2 kopje melk chocolade chips

- 1/4 kopje fijngesneden gezouten zoutjes

Voorbereiding

Total voorbereidingstijd = 2 uur en 15 minuten

Hoge bloeddruk

i.   Meng de pindakaas en pretzels in een kommetje. Vervolgens koelen gedurende 15 minuten in de vriezer zodat het stevig.

II.   rol het pindakaas mengsel in 20 ballen (ongeveer 1 theelepel elk). Plaats op een bakplaat bekleed met vetvrij papier en bevriezen totdat zeer stevige gedurende ongeveer 1 uur.

III.   Haal de bevroren ballen en rol ze in gesmolten chocolade. Koelkast totdat de chocolade is ingesteld, ongeveer 30 minuten.

Boerenkool Chips

Ingrediënten voor 4 personen

- 1 grote bos boerenkool, taaie stengels verwijderd en bladeren in stukken gereten.

- 1 eetlepel olijfolie extra vergine

- 1/4 theelepel zout

Voorbereiding

Total voorbereidingstijd = 50 minuten

i.   plaats rekken in bovenste derde en midden van de oven en verwarm de oven tot 400° c.

II.   In een grote kom, bestrooi de Boerenkool met olie en bestrooi met zout. Gebruik van uw handen, massage van de olie en het zout op de bladeren boerenkool gelijkmatig jas. Vul grote omrande het bakken bladen met een laag van boerenkool, ervoor te zorgen dat de bladeren niet overlappen.

III.   bakken totdat de meeste bladeren scherp, 8 tot 12 minuten in totaal zijn.

Hoofdstuk 8

40 super voedsel dat zal natuurlijk lager uw bloeddruk

Hoge bloeddruk kan worden aangepakt via een aantal methoden waarmee omvatten ontspannen, regelmatig te oefenen, slapen meer, nemen medicijnen dagelijks en het wijzigen van eetgewoonten.

Hoge bloeddruk

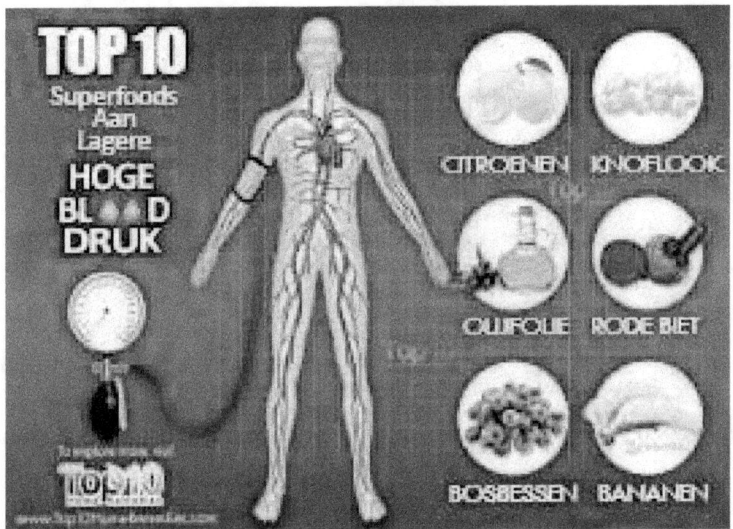

Fig: Sommige van de superfoods om te helpen beheren van hoge bloeddruk

Wijzigen van eetgewoonten is misschien wel het moeilijkste van allemaal. Het moet echter worden gedaan om uw cardiovasculaire gezondheid te verbeteren en te verhogen van levensduur. Er zijn verschillende voedingsmiddelen die helpen kunnen om bloeddruk te verlagen natuurlijk.

Hoge bloeddruk

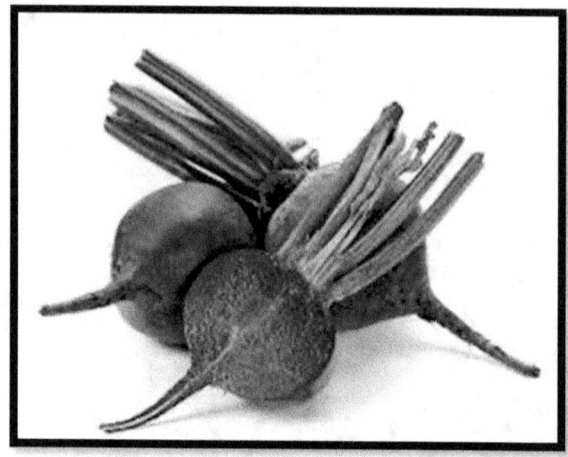

1. rode biet bevat nitraten en nitrieten, die kunnen worden omgezet in stikstofmonoxide in het lichaam. Stikstofmonoxide signalen de cellen in de wand van de slagaders te ontspannen en te verzachten. Het effect is dat het verbetert vasodilatatie en verlaagt de bloeddruk.

2. yoghurt is een goede bron van voedingsstoffen, zoals kalium, magnesium en calcium die u toelaten om uw bloeddruk onder controle te houden.

3. knoflook bevat allicine, een zwavel samengestelde die aanzienlijk verhoogde bloeddruk verlaagt. Een studie heeft aangegeven dat de knoflook zo effectief als voorgeschreven medicatie na 24 weken is.

4. de visolie bevat omega-3 vetzuren die zeer gunstig voor de gezondheid van de mens cardiovasculaire systeem zijn. De omega-3 vetten hebben gevonden om

effectieve alleen gezien bij mensen met bestaande hypertensie.

5. de cashewnoten en amandelen zijn rijk magnesium zal beschermen tegen de bloeddruk en bijbehorende complicaties.

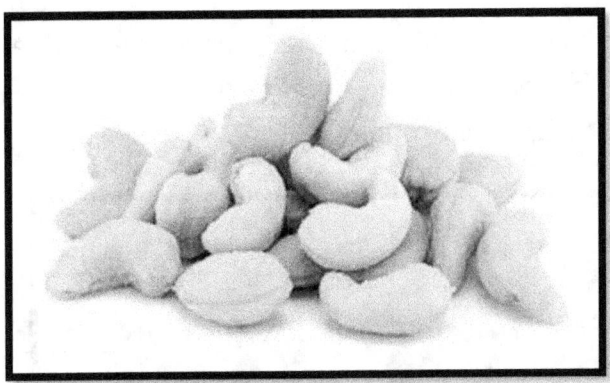

Fig: cashewnoten

Talrijke studies hebben aangetoond dat ter vervanging van het gebrek aan magnesium zeer hoge bloeddruk vermindert.

6. boerenkool is nog een ander superfood en is geladen met vitaminen, mineralen, antioxidanten en andere verbindingen bekend om te voorkomen dat de ziekte. Boerenkool is bijzonder rijk aan zowel magnesium en kalium, een combinatie die sterk verbonden met lagere bloeddruk niveaus in hoge bloeddruk.

7. Stevia, een natuurlijke zoetstof bevat de actieve samengestelde stevioside dat bleek te verminderen systolische bloeddruk met 8,1 procent en de diastolische bloeddruk met 13,8 procent na drie maanden in studie deelnemers die had hoge bloeddruk.

8. kurkuma bevat een werkzame bestanddeel curcumine, dat krachtige anti-inflammatoire effecten in het lichaam heeft genoemd.

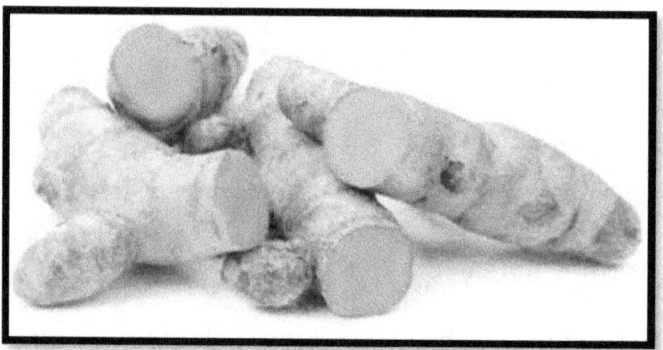

Fig: Kurkuma bevat curcumine die tegen hoge bloeddruk beschermt

Curcumine is gebleken dat met succes om stroom bloedspiegels verwant aan mensen die drie keer per week te oefenen. De voordelen van curcumine op de bloedstroom en bloeddruk zijn gerelateerd aan stikstofmonoxide vergelijkbaar met wat we nota met rode biet genomen hebben.

Hoge bloeddruk

9. groene thee is beladen met krachtige verbindingen en antioxidanten. Een dergelijke verbinding is catechin die verbetert de doorbloeding en bloeddruk. Consumeren twee kopjes groene thee per dag zal leiden tot een stijging van de arteriële diameter effectieve vermindering van de bloeddruk met 40 procent.

10. tomaten zijn aangetoond door middel van onderzoek om te helpen met problemen bloeddruk. Het is het beste om te eten tomaten dicht bij ruwe, zonder veel verwerking of koken om het beste uit hen.

11. Groenboek koffie behoudt chlorogenic zuur, dat een korte termijn profiteren is in de medeplichtigheid van de bloedstroom. Een studie toont aan dat groene koffie hartslag en de bloeddruk met ongeveer 8 procent vermindert en dit slechts gedurende 12 weken is bewaard.

12. spinazie is een andere groente die zit boordevol voedingsstoffen en antioxidanten die het lichaam helpen tot herstel van schade veroorzaakt door stress.

13. extra vergine olijfolie is misschien wel de gezondste olie ter wereld. Het is rijk aan hart-vriendelijke enkelvoudig onverzadigde vetten en fenolische antioxidanten.

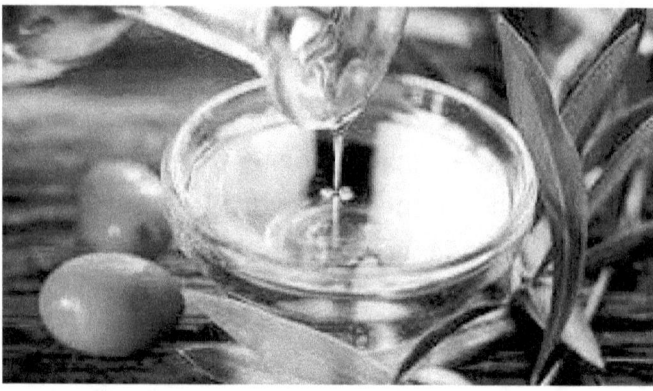

Fig: olijfolie beschermt tegen hart-en vaatziekten

De olie vermindert hartaanvallen, beroertes en dood door wankelende 30 percenten. Olijfolie kunnen daarom de noodzaak voor bloeddruk medicatie verlaagd.

14. hibiscus thee ook bekend als roselle thee of zure thee bevat Anthocyaninen en is bewezen dat het verlagen van hoge bloeddruk. Een studie is gebleken dat een groot kopje hibiscus thee nuttigen voordat ontbijt elke dag voor 4 weken geassocieerd met reducties van 11 procent in systolische druk en 12,5 procent reductie in diastolische bloeddruk wordt.

15. rozijnen zijn een fantastische snacks tussen de maaltijden. Rozijnen hebben een hoog gehalte aan kalium, dat is goed voor het hart. Om te profiteren van de maximale gezondheidsvoordelen van kalium, de grondstoffen en natuurlijke rozijnen zonder toegevoegde suikers te eten.

16. Granaatappels zijn een goede bron van slagader ontspannen nitraten kan lagere bloeddruk en andere hart gezondheid markeringen verbeteren.

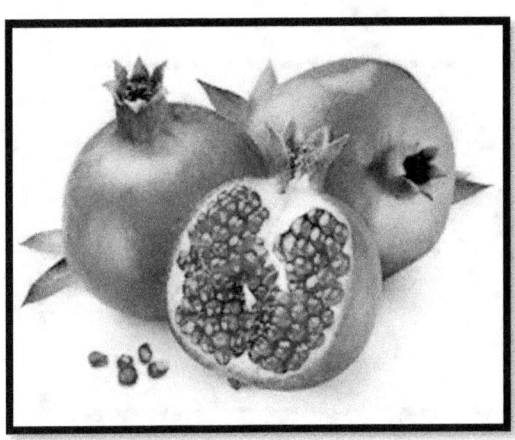

Fig: Granaatappels helpen om te ontspannen van de slagaders

Ontspannen slagaders zijn zacht en elastisch daarom zij doen niet leiden tot resistentie tegen doorbloeding. Nemen van granaatappelsap dagelijks voor 2 weken, kan zowel de systolische als de diastolische bloeddruk aanmerkelijk lager.

17. aardappelen en zoete aardappelen zijn rijk aan kalium, die in combinatie met natrium werkt voor het regelen van de elektrische activiteit van het hart. Studies uitgevoerd blijkt dat meer kalium-inname vermindert het hoge bloeddruk met uitzondering van mensen met een chronische nierziekte.

18. mushrooms bevatten actieve ingrediënt genoemd ergothioneine, een krachtige antioxidant die helpt arteriële cellen beschermen tegen oxidatieve schade.

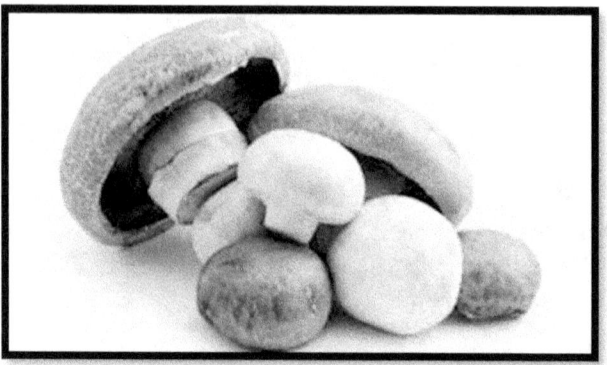

Fig: Paddestoelen bevatten ergothioneine waardoor hoge bloeddruk

Ergothioneine lijkt te beschermen en behouden van nitric oxide, die fundamenteel is voor een gezonde doorbloeding en druk.

19. donkere chocolade bevatten flavanolen waarmee voor de remming van angiotensine converting enzym (ACE) waardoor de bloeddruk te verlagen. De echt donkere chocolade (met maximaal 85 procent cacao) bevatten van 25 tot 40 gram flavanolen.

20. gefermenteerde voedingsmiddelen bevatten een niet zo vaak vitamine genoemd menaquinone of vitamine K2 dat vasculaire gezondheid verbetert.

Voedingsmiddelen met de hoogste hoeveelheid vitamine K2 zijn dierlijke producten zoals zuivel, vlees en eidooiers evenals gefermenteerde voedingsmiddelen zoals zuurkool, natto en miso. Vitamine K2 remt de progressie van arteriële stijfheid die op zijn beurt cardiovasculaire gezondheid behoudt.

21. de gefermenteerde levensmiddelen bieden ook gut bacteriën met probiotica. Gezonde darm bacteriën zijn te verlagen van de bloeddruk via de nier verordening gekoppeld.

22. haring, zalm en andere vette vissoorten zijn goed voor het hart aangezien zij goede bronnen van co-enzym Q10 (CoQ10 zijn) ook wel aangeduid als ubiquinone. Ubiquinone is een antioxidant en is goed voor cellen die betrokken zijn bij de bloedstroom vandaar leidt tot gezonde bloeddruk niveaus. Deze soorten vis zijn ook goede bronnen van omega-3 vetten en kalium, die goed zijn voor het hart.

23. Spirulina is blauw - groene algen type die in zowel zoet en zout water groeit is aangetoond dat de lagere bloeddruk.

Hoge bloeddruk

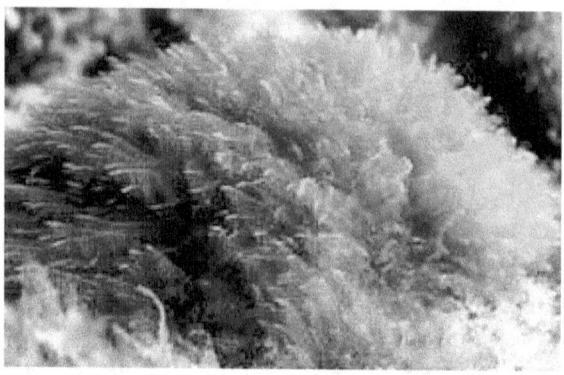

Fig: Spirulina is een superfood en staat bekend om te beschermen tegen hart-en vaatziekten

Spirulina bevat hoge niveaus van de signalering molecuul nitric oxide, die helpt bij het verbeteren van de cardiovasculaire gezondheid en voorkomen van hoge bloeddruk. Spirulina kan dus worden gebruikt door mensen met hoge bloeddruk te verlagen van de bloeddruk.

24. appels bevatten hoge niveaus van oligomere proanthocyanidines (OPC) die kunnen steun gezonde bloedsomloop te stimuleren de gezondheid van de aderen en bloeddruk niveaus te verminderen. Een goed voorbeeld van de OPCs is quercetine dat verlaagt de bloeddruk.

25. uien zijn ook goede bronnen van oligomere proanthocyanidines die kunnen helpen bij hypertensieve patiënten om bloeddruk te verlagen. De uien kunnen gecombineerd worden met andere voedingsmiddelen zoals knoflook en olijfolie die

ook gezond hart en gezonde bloedsomloop ondersteunen.

26. pruimen zijn goede natuurlijke voeding voor de handhaving van een gezonde bloeddruk niveau. Pruimen staan bekend om de niveaus van slechte cholesterol effectief verlagen van de bloeddruk.

27. Natto is een gefermenteerde soja product dat kaas lijkt. De soja is eerst gekookt en vervolgens gefermenteerd met Bacillus subtilis natto en kan worden geserveerd met voedsel zoals salades en kool. Nattokinase het actieve ingrediënt in natto is een natuurlijke remedie tegen hoge bloeddruk. Mensen die hebben gelegd op Coumadin, een bloed Verdunnende medicatie moet echter niet consumeren natto.

28. lijnzaad kan worden verpletterd en samen met ontbijtgranen te handhaven van gezonde bloeddruk niveaus geconsumeerd.

Fig: Lijnzaad is heel handig bij het beheren van bloeddruk

Lijnzaad bevat twee soorten essentiële vetzuren: omega-6 vetten en alfa linoleenzuur, de voorloper van omega-3 vetten.

29. avocado's bevatten de gezonde enkelvoudig onverzadigde vetten zoals de omega-3 vetten, die het stimuleren van de productie van stikstofmonoxide. Stikstofmonoxide houdt slagaders goed uitgezet, en het vasoconstricting effect van stress die leiden hoge bloeddruk tot kan tegengaat.

30. aardappelen bevatten een stof die bekend staat als kukoamine, dat kan potentieel lagere bloeddruk.

31. wakame, een soort zeewier populair in Japan is goed voor de gezondheid van het hart.

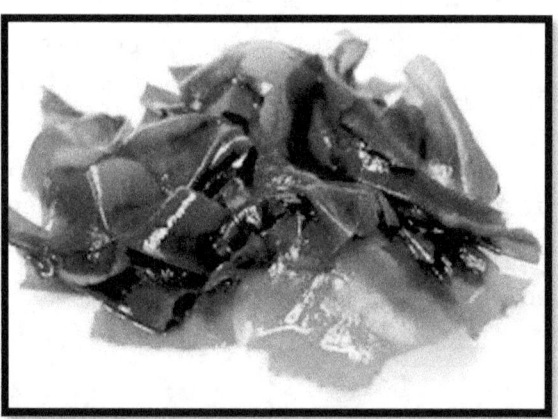

Fig: Wakame is gebruikelijk in Japan en is handig voor mensen met hypertensie

Is aangegeven dat ongeveer 3 gram gedroogde wakame nemen over een periode van vier weken bijgedragen tot het verminderen van de systolische bloeddruk door maximaal 14 punten en diastolische bloeddruk door tot 5 punten.

32. Ecklonia cava, een eetbare Aziatische roodbruine alga, is ontdekt bevatten natuurlijke plantenstoffen waarmee de bloedvaten verwijden en fungeren als een natuurlijke remedie voor hoge bloeddruk.

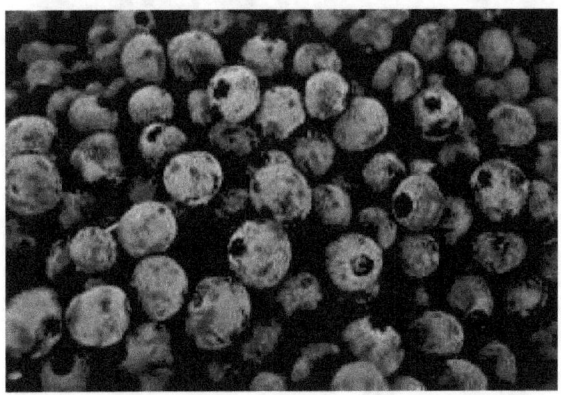

33. Blueberres hebben hoge niveaus van antioxidanten die echt steun hartgezondheid en gezonde bloeddruk. Bosbessen kunnen een goed ontbijt-optie voor mensen met hoge bloeddruk.

34. groene bonen zijn een goede bron van vitamine C, vezels en kalium, die allemaal zijn goed voor je hart en je bloeddruk verlaagt.

35. wortelen zijn een goede bron van antioxidanten en kalium zijn twee grote voorstanders van de normale bloeddruk niveaus.

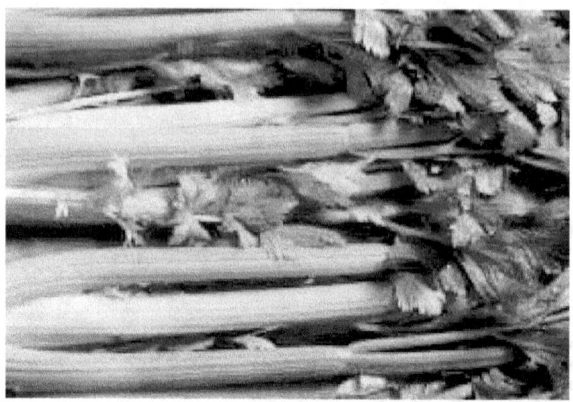

36. selderij bevat apigenin die heeft eigenschappen die het bevorderen van de bloedvaten ontspannen en verlaging van de bloeddruk. Selder in al zijn vormen zal dus fungeren als een natuurlijke remedie voor hoge bloeddruk.

37. erwten zijn een goede bron van vitaminen en foliumzuur, bieden van de algemene cardiovasculaire ondersteuning, waardoor ze een perfecte voeding om te voorkomen dat hoge bloeddruk.

38. papaya is een ongelooflijke bron van aminozuren, vitamine C en kalium dat dragen allemaal bij aan een gezond hart en lagere bloeddruk.

39. kiwi fruit kunnen helpen om te voorkomen dat bloeddruk steeds een probleem.

Hoge bloeddruk

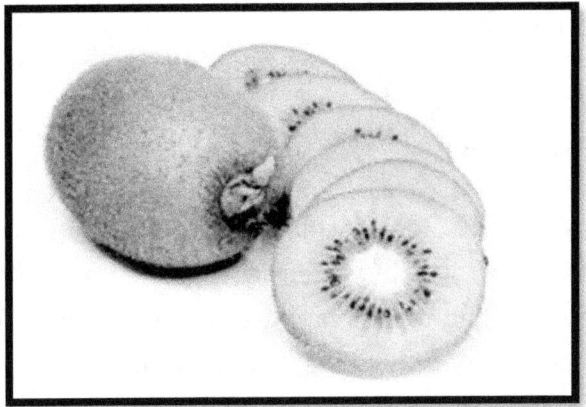

Fig: Kiwi-vrucht heeft tal van voordelen met inbegrip van het voorkomen van hypertensie

Onderzoek heeft aangetoond dat drie kiwi's eten per dag personen tegen hoge bloeddruk beschermen zullen.

40. watermeloen is een wonderlijke vrucht en bevat L-citrulline die helpt de bloedvaten leidt ontspannen tot lagere bloeddruk niveaus.

41. zoete aardappelen bevatten glutathion, een antioxidant die tegen hoge bloeddruk, hartaanval en beroerte beschermen kan.

Hoofdstuk 9

Bonus sap recepten

Maken gebruik van de superfoods naast andere voedzame groenten en fruit, hypertensieve patiënten kunnen profiteren van natuurlijke saprecepten die de bloeddruk verlagen en negatieve hartkwaal verhinderen.

De volgende zijn goede voorbeelden van sap recepten die de bloeddruk verlagen.

Selderij Apple bietensap

Ingrediënten

- 1 bieten

- 4 stengels bleekselderij

- De helft een duim gember

- 1 kleine appel

Routebeschrijving

i. wassen alle groenten.

II. Houd de huid op de groenten en apple zo veel mogelijk.

III. SAP en geniet van.

Hoge bloeddruk

Antioxidant Supreme

Ingrediënten

- 1 kopje verse bosbessen

- 1 kopje (ongeveer 5) verse aardbeien

- 2 kopjes geschild en grof gehakte mango

- 1/4 kopje water

Voorbereiding

i. combineren de bosbessen, aardbeien, mango en water in een blender.

II. Blend terwijl soms schrapen aan zijkanten tot glad.

III. de SAP van de stam en, indien gewenst, dun met extra water.

IV. koel tot 2 dagen (schok voor het opdienen).

Kurkuma Sunrise

Ingrediënten

- 2 middelgrote appels

- 3 middelgrote wortelen

- 3 grote stengels bleekselderij

- 1 duim gember

- 2 citroenen (gepeld)

- 2 middelgrote peren

- 6 duimen van kurkuma Root

Voorbereiding

Verwerken van alle ingrediënten in een juicer, schud of roer en serveer.

Hoofdstuk 10

Onstpanninstechnieken

Ontspanningstechnieken maken deel uit van de natuurlijke manieren via welke mensen hoge bloeddruk kunt beheren. Mensen kunnen deze technieken om hen ontspannen en omgaan met stress te helpen ontdekken.

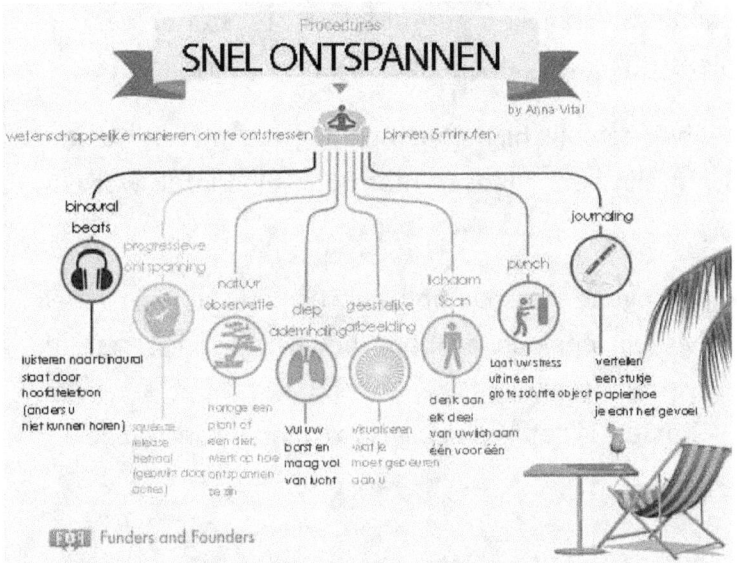

Fig: Ontspanningstechnieken die zullen helpen stress weren en handhaven van de bloeddruk van de gezondheid

Stress is een belangrijke oorzaak van vasoconstrictie en hoge bloeddruk. Ontspanningstechnieken helpen meestal mensen om te gaan met dagelijkse stress en stress veroorzaakt door andere gezondheidsproblemen zoals pijn.

We mogen vergeten dat de ontspanningstechnieken niet zijn alleen over het genieten van een hobby of gemoedsrust. Door de ontspannen, profiteren mensen van een proces dat de gevolgen van stress op het lichaam en de geest vermindert.

Ontspanningstechnieken zijn gratis of lage kosten en kunnen bijna overal worden gedaan. De eenvoudige ontspanningstechnieken leren is vrij rechtdoorzee. De technieken zijn niet gekoppeld aan een grote risico's.

We hebben een blik bij de ontspanningstechnieken die van groot nut zijn voor mensen met hoge bloeddruk worden kunnen.

- Autogene ontspanning gebruik maakt van zowel visuele beelden en body bewustzijn om stress te verminderen. Autogene in dit geval betekent dat het iets is dat afkomstig is van binnenkant van je.

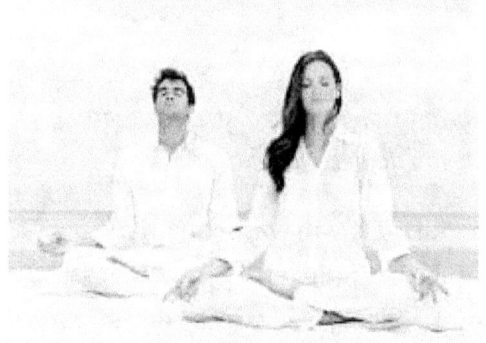

Fig: Autogene ademhalingsoefeningen

Een illustratie van hoe de techniek werkt is verbeelden een rustige en mooie omgeving en dan zich te concentreren op gecontroleerd, ontspannen ademhaling. Kunt u het herhalen van woorden of suggesties u hebben vervaardigd in je geest te ontspannen en vermindering van de spierspanning. De effecten zijn dat de hartslag vertraagt en je voelt je verschillende lichamelijke sensaties, zoals ontspannen elke arm of been één voor één.

- Visualisatie gaat de vorming van mentale beelden die u in een rustige en rustgevende plek of een situatie zal inluiden.

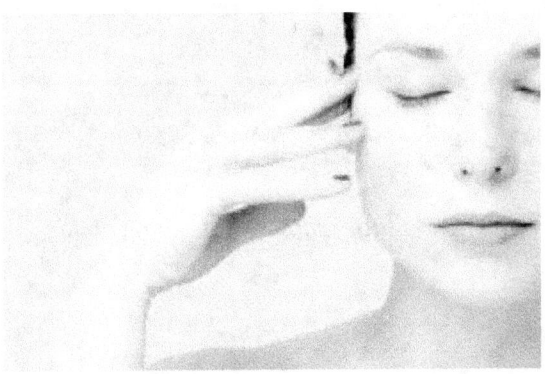

Fig: Visualisatietechnieken brengen over gemoedsrust

Het wordt aanbevolen dat tijdens visualization, u proberen moet te gebruiken zoals vele betekenissen als je kunt, met inbegrip van de zintuigen van geur, geluid, zicht, en aanraken. Bijvoorbeeld, wanneer u zich ontspannen door de Oceaan, denken over de geur van zoute oceaanwater, het geluid van de brekende golven en de warmte van de zon op uw huid.

- Meditatie is de praktijk van zich te concentreren op een object of een enkel punt van bewustzijn.

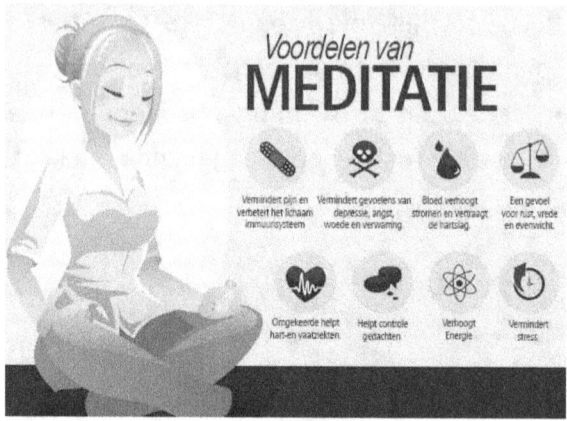

Fig: Voordelen van meditatie zijn verbetering van de doorbloeding

Regelmatige beoefening van meditatie kan geven u rust en eenheid, stilte van geest, innerlijke vrede, geluk en emotionele stabiliteit, verhoogde helderheid, betere concentratie en focus, meer vitaliteit en verjonging, verbeterde geheugen en leervermogen.

Meditatie vermindert de negatieve gevolgen van stress, angst en depressie. Daarbij hart meditatie leidt tot een vermindering van de kans van een ervaren gerelateerde ziekten.

- Yoga is een gemeenschappelijke discipline waarmee mensen aan praktijk meditatie evenals oefening. Het type van yoga die u praktijk wilt is volledig een persoonlijke voorkeur.

Hoge bloeddruk

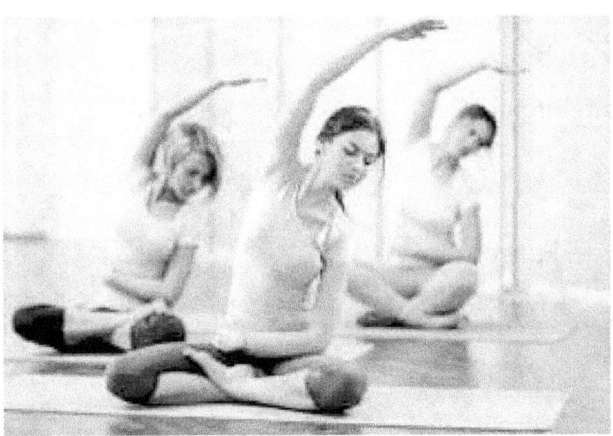

Fig: Yoga is zowel een vorm van ontspanning en lichaamsbeweging, dat de voordelen van het cardiovasculaire systeem

De verschillen liggen in feite dat sommige de houdingen langer houden, terwijl anderen de houdingen sneller doorlopen. Sommige stijlen concentreren op lichaam aanpassing, anderen verschillen in het ritme en de selectie van houdingen, meditatie en spirituele realisatie.

Daarom moet u de Yoga stijl afhankelijk van persoonlijke psychologische en fysieke behoeften. In ons geval beheren yoga stijlen die zich op het helpen richten van hoge bloeddruk.

Andere vormen van ontspanningstechnieken zijn:

- Biofeedback

- Hypnose

Hoge bloeddruk

- Massage

- Diepe ademhaling

- Tai chi

- Muziek en kunst therapie

Over het algemeen biedt de volgende voordelen van ontspanning aan hoge bloeddruk patiënten:

a) verlagen bloeddruk

b) vertragen uw hartslag

c) reducerende activiteit van stresshormonen

d) verbetering van de bloedtoevoer naar de grote spieren

e) vertragen uw ademhalingstarief

Meer boeken van bekijken

ARNOLD YATES

Bodybuilding: Hoe gemakkelijk bouwen spieren en massa permanent houden: 10 X uw resultaten en bouwen de Physique dat u wilt.

Atkins dieet: Afvallen en voel me geweldig, bevat Tips en recepten

Gymnastiek voor Beginners: een gids van Beginners voor gewicht lichaamstraining

Conclusie

Bloeddruk is misschien wel de beste indicator van algemene cardiovasculaire gezondheid. Mensen met hoge bloeddruk zijn vaak een aanzienlijk groter risico voor chronische nierziekten, hartfalen, beroerte en schade aan de bloedvaten die leiden hartaanval tot kan.

Beheer en het voorkomen van hoge bloeddruk is geen optie. De twee taken vragen om inzicht in de oorzaken en slimme beslissingen over factoren onder uw controle.

De meest effectieve en duurzame maatregel voor preventie en beheersing van hypertensie is door veranderingen in levensstijl. Het is echter niet een gemakkelijke taak ten opzichte van popping een pil.

Misschien is het belangrijkste ding dat u de persoonlijke motivatie en de vereiste vastberadenheid om te zien door middel van de nodige levensstijlveranderingen moet vinden. Voorkomen is beter dan genezen.

Hoge bloeddruk

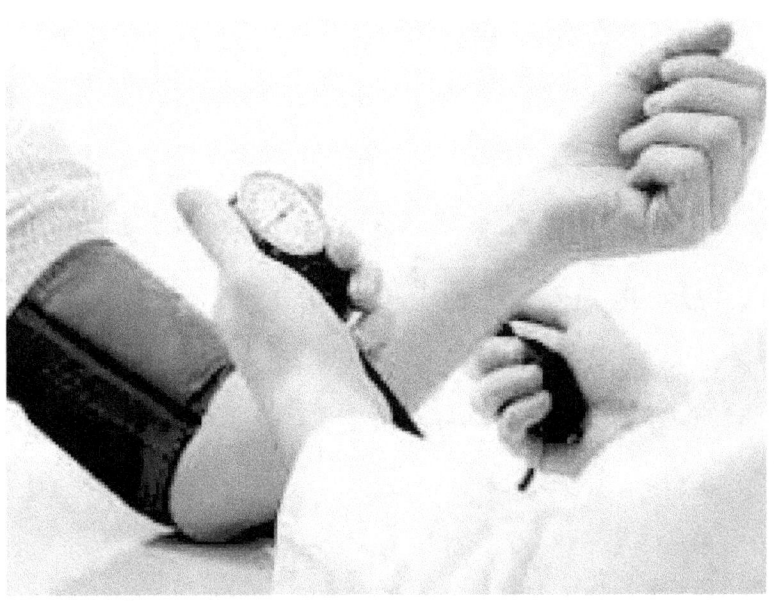

Fig: Reguliere bloeddruk controles zal helpen te voorkomen dat hoge bloeddruk

Tot slot, de regelmatige bezoeken aan uw arts zal ervoor zorgen dat vroegtijdige diagnose en het beheer van hoge bloeddruk. De bezoeken aan de arts moeten worden gemaakt, zelfs als je over het algemeen gezond. De arts zal bijdragen tot het identificeren van risicofactoren in de situatie dat u niet beschikt over de ziekte en veranderingen in levensstijl te voorkomen dat begin aanbevelen. Vergeet niet dat hoge bloeddruk wordt ook aangeduid als de stille moordenaar aangezien het voor zeer lang onopgemerkt kan.

www.ingramcontent.com/pod-product-compliance
Lightning Source LLC
Chambersburg PA
CBHW060216290526
45789CB00003B/1291